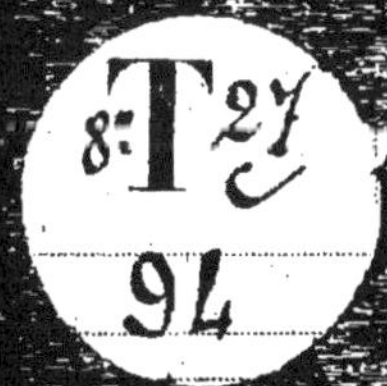

Société vaudoise pour le Relèvement de la Moralité

ALFRED DE MEURON

LA NATALITÉ
APRÈS LA GUERRE

CONFÉRENCE FAITE A LAUSANNE
le 15 juin 1916

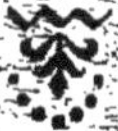

LAUSANNE
ÉDITION LA CONCORDE
PARIS LIBRAIRIE FISCHBACHER

Société vaudoise pour le Relèvement de la Moralité

ALFRED DE MEURON

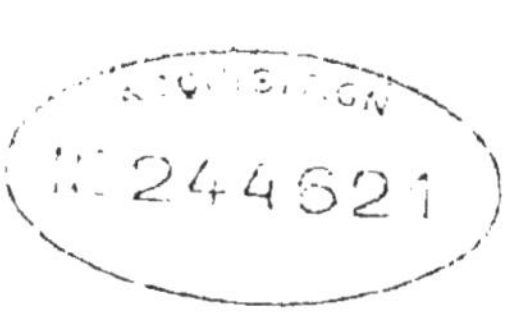

LA NATALITÉ
APRÈS LA GUERRE

CONFÉRENCE FAITE A LAUSANNE

le 15 juin 1916

LAUSANNE

ÉDITION LA CONCORDE

PARIS _ LIBRAIRIE FISCHBACHER

Lausanne. — Imp. coopérative La Concorde

La Natalité après la Guerre

I

Quelle est l'influence de la guerre sur le mouve
ment démographique dans les pays belligérants et
dans les pays neutres ?

En ce qui concerne ces derniers, une réponse
très intéressante a été donnée dans une communi-
cation faite à l'Institut national genevois par
M. le Dr L. Hersch, privat-docent à l'Université
de Genève [1].

L'auteur a recueilli des renseignements relatifs
aux plus récentes guerres européennes ; il a
constaté que si les perturbations fatalement
apportées par la guerre dans le mouvement des
populations se font sentir dès l'ouverture des
hostilités, elles se prolongent encore pendant un
certain nombre d'années après que celles-ci ont
pris fin. Ces perturbations créent une période

[1] Dr L. HERSCH. *La mortalité chez les neutres en temps de
guerre.* Genève et Bâle, Georg et C°, éditeurs, 1915.

troublée dans laquelle on distingue deux phases : une phase destructrice, caractérisée par une hausse brusque de la mortalité et par une baisse tout aussi subite de la nuptialité et de la natalité ; puis une phase réparatrice, au commencement de laquelle la mortalité tombe brusquement au-dessous de sa moyenne ordinaire, mais qui voit en même temps la nuptialité et la natalité monter au-dessus de leur niveau normal.

Voyons ce qui s'est passé en Autriche à l'occasion de la guerre de 1866. Depuis l'année 1855 jusqu'à aujourd'hui, le nombre des mariages n'y a jamais été si faible que pendant l'année 1866, c'est-à-dire pendant que l'Autriche était en guerre avec la Prusse ; par contre, ce nombre n'a jamais été, pendant cette même période de soixante ans, aussi élevé que pendant les trois années 1867 à 1869 qui suivirent immédiatement la guerre.

Le même phénomène a été constaté en France et en Prusse à l'occasion de la guerre de 1870. Le minimum absolu de nuptialité constaté en France avant 1914 l'a été en 1870 et le maximum enregistré depuis un siècle l'a été en France en 1872 et 1873, et en Prusse de 1872 à 1874.

Notons encore que la phase destructrice contemporaine des hostilités est plus fortement influencée par l'augmentation des décès que par la diminution des mariages et des naissances, tandis que la phase réparatrice, au contraire, augmente les mariages et les naissances plus qu'elle ne diminue les décès.

Les guerres provoquent toujours un double excès de mortalité : directement parmi les combattants, ce qui va de soi, mais indirectement aussi dans la population civile ; tandis que l'excès de mortalité directe n'intéresse que les hommes en service, l'excès de mortalité indirecte intéresse les deux sexes et tous les âges de la population civile. Des deux facteurs, ce dernier est de beaucoup le plus efficace. Pendant la guerre de 1866, l'Autriche a perdu 53.000 soldats tués, blessés ou disparus, tandis que l'excès de mortalité chez les civils a fauché 200.000 vies ; pendant la guerre de 1870-1871, l'Allemagne a perdu 41.000 soldats, mais la Prusse seule a perdu 270.000 civils de plus qu'en temps ordinaire. En France on a estimé à 100.000 le nombre des morts directement dues à la guerre et à 600.000 celui des morts indirectement infligées à la population civile. Cet excès de mortalité en dehors des armées a plusieurs causes assez naturelles : l'usure morale causée par les inquiétudes, par les préoccupations économiques ou par les souffrances directement infligées aux populations des territoires envahis ; le surcroît de travail imposé aux civils par l'envoi aux armées des meilleures forces productrices ; l'alimentation plus difficile et de moins bonne qualité ; enfin et surtout la mortalité infantile, intensifiée par les circonstances compromettantes dans lesquelles débutent tant de petites vies.

L'existence d'une phase réparatrice agissant au moyen d'une augmentation de natalité résulte de cette grande loi qui exige et provoque un effort de la nature pour combler et même pour prévenir les vides qui pourraient se produire dans les différents groupes d'organismes vivants.

En ce qui concerne la famille humaine, on a remarqué qu'à la suite d'une épidémie ou d'une guerre il se produit un excès de natalité. La balance des sexes est une autre manifestation de cette même loi ; lorsque les habitudes d'un peuple font courir plus de risques à la vie des enfants du sexe masculin qu'aux autres, il y a un excédent de naissances masculines ; là où certaines habitudes religieuses compromettent la vie des filles, les naissances féminines sont en plus grand nombre que les autres. C'est là l'une des lois profondes et mystérieuses qui régissent la vie sur notre globe.

⁘

Ce n'est pas rien que chez les belligérants que se produit indirectement un excès de mortalité ; les pays neutres, surtout ceux qui avoisinent les pays en guerre, subissent le même phénomène. Ainsi la Belgique, au moment de la guerre austro-prussienne, a vu les décès surpasser de 24 °/₀ ceux de l'année précédente ; les Pays-Bas ont également constaté une augmentation de 12 °/₀, tandis que ce même excès de mortalité dans la population civile était de 25 °/₀ en Prusse et de 34 °/₀ en Autriche.

La guerre de 1870-1871 a eu les mêmes effets.

En Belgique, la mortalité fut de 51 °/₀ plus forte qu'en 1869 ; aux Pays-Bas de 57 °/₀, en Suisse de 40 °/₀ ; on peut donc dire avec le Dr Hersch que « la guerre de 1870-1871, à laquelle la Suisse n'a pas participé, lui a coûté la vie d'environ 20.000 de ses habitants », et il ajoute : « Les chiffres de décès les plus élevés qu'on ait jamais enregistrés au Pays-Bas, en Belgique et en Suisse sont précisément ceux de 1871 ou de 1866. »

On peut s'attendre à ce que la guerre actuelle étende aux neutres son action meurtrière. Les statistiques fragmentaires que nous avons sous les yeux le laissent pressentir. Voici, par exemple, ce qui concerne le canton de Genève. Tandis qu'il y a eu, en 1914, 151 naissances pour 10.000 habitants, il n'y en a eu que 122 en 1915 ; contre 74 mariages pour 10.000 habitants en 1914, il n'en a été contracté que 63 en 1915. Le nombre des décès a été de 144 pour 10.000 habitants en 1914 et de 147 en 1915. En 1914 la population genevoise présentait encore un excédent de naissances sur les décès ; en 1915 ce sont les décès qui ont excédé les naissances.

II

Le problème qui se pose maintenant est celui-ci : la phase réparatrice subséquente à la guerre actuelle pourra-t-elle combler les vides et rétablir une natalité supérieure à la mortalité ?

Après la guerre de 1870-1871 on a observé un

phénomène inverse en Allemagne et en France ; la première a rétabli son équilibre et même au delà, puisque sa population a bénéficié en 1914 d'un excédent de 800.000 naissances ; la seconde, au contraire, enregistrait en 1911 un excédent de 34.000 décès. Mais, d'une manière absolue, la natalité est en régression partout. En Allemagne le nombre des naissances sur 10.000 habitants a été le suivant :

en 1871-1875 (phase réparatrice) 390
en 1891-1895 363
en 1909 319

Dans le royaume de Saxe il y a diminution de plus de 25 %. En 1900-1901 il y avait 388 naissances sur 10.000 habitants et en 1909-1910 il n'y en avait plus que 289.

Voici les chiffres que donne pour l'Allemagne entière le statisticien Wolf ;

en 1901, population de 57 millions, excédent des naissances 1,5 % ;

en 1913, population de 68 millions, excédent des naissances 1,2 % ;

en 1870, natalité 30 pour 1000 habitants ;

en 1913, natalité 15,3 pour 1000 habitants.

Cette situation exige un remède, car on ne saurait s'attendre à ce que la phase réparatrice mette fin à cette régression. Voici ceux qui sont actuellement préconisés, en Allemagne surtout.

1° Chercher à diminuer la mortalité. Il faut pour cela développer l'hygiène populaire par une éducation générale de la nation ; l'effort portera spécialement sur l'hygiène de l'enfance et sur le sauvetage des nouveaux-nés, car il est évident qu'il est plus avantageux pour la société de conserver des forces productrices que des forces improductrices ; avec les premières on récupérera les dépenses effectuées, ce qui n'est pas le cas pour les secondes.

C'est à ce souci d'hygiène populaire que l'Allemagne doit la plus grande partie de son augmentation de population ; cette augmentation s'est élevée, de 108 sur 10.000 habitants qu'elle était en 1871-1875, à 138 en 1910.

L'effort portera ensuite et principalement sur trois fléaux : l'alcoolisme, la tuberculose et les maladies vénériennes. Le professeur Neisser — un spécialiste en ces questions — a déclaré récemment qu'une seule des maladies de cette dernière catégorie supprime chaque année 200.000 naissances en Allemagne ; c'est une réduction de 10 °/₀ de la natalité.

La Société berlinoise pour le relèvement de la moralité (branche berlinoise de la Fédération abolitionniste) s'est adressée à la « Société allemande de « Bevoelkerungspolitik », à la « Société allemande pour l'hygiène de la race » et à la « Société allemande pour la lutte contre les maladies sexuelles » en leur demandant d'employer toute leur influence pour l'introduction d'une loi qui obligerait les candidats au mariage à produire une attestation médicale qu'ils n'ont aucune maladie sexuelle contagieuse et pour l'introduction d'une autre loi qui punirait la contagion vénérienne. « La nécessité d'une attestation de santé pour les candidats au mariage, dit la Société berlinoise, est plus absolue que jamais, car les soldats qui reviennent sont souvent infectés et sont par ce fait un danger pour leur femme qu'ils risquent de contaminer. Il est difficile de mettre l'épouse à l'abri de la contagion à cause de la nature même de la maladie. L'Etat et la société ont donc le devoir de les protéger en exigeant du candidat une attestation prouvant qu'il est à même de créer une progéniture saine.

» Nous savons bien qu'il y a encore d'autres catégories de malades auxquelles on devrait défendre le mariage, mais nous savons aussi qu'il serait impossible actuellement d'élaborer une loi couvrant tous les cas où le mariage est dangereux ; c'est pourquoi nous nous contentons de demander une réforme là où le danger est immédiat.

» Quant à la question des pénalités pour les contaminations vénériennes, nous savons qu'elle a été soulevée déjà par des médecins et par des juristes afin, disent-ils, d'assainir la prostitution. Nous savons aussi que les mesures proposées sont inefficaces, parce que les rapports de la prostitution sont d'une telle nature qu'il est presque impossible de savoir laquelle des deux parties a été contaminante.

» Par contre nous estimons que la menace de punition pour les contaminations vénériennes

constituera une protection efficace pour les jeunes
filles. Ceux qui s'occupent de prostitution consta-
tent fréquemment que de toutes jeunes filles
de 13 à 16 ans sont contaminées après une
seule rencontre et c'est souvent là pour elles
l'unique raison de leur abandon à la prostitution.
En outre ces jeunes victimes se trouvent par le
fait de leur infection privées de leur droit naturel
à la maternité. Quiconque veut travailler pour
la « Bevoelkerungspolitik » doit réclamer pour les
jeunes filles une protection efficace et chercher
les meilleurs moyens pour l'obtenir ; c'est dans
ce sens-là que nous demandons l'appui des socié-
tés en question, appui qu'il nous faut non seulement théorique, mais surtout pratique et basé
sur une propagande énergique. »

Pour notre, part nous avons fort peu de con-
fiance dans les deux moyens proposés par la
Société berlinoise pour le relèvement de la moralité. Ce ne sont pas des entraves qu'il faut, à
l'heure actuelle, apporter au mariage ; or le certifi-
cat d'innocuité que l'on voudrait exiger des fiancés
en constituerait une très sérieuse. Puis cette pratique nous semble devoir se heurter à des difficultés
d'ordre scientifique. Aucun médecin ne peut, en
ce qui concerne telle maladie vénérienne, déclarer
que le sujet qui n'est pas contagieux au moment
où il l'examine, ne le sera pas un peu plus tard.
Le procédé sera peu sûr au point de vue scientifique et peu avantageux au point de vue de la
morale sociale, car il est bien évident qu'une

bonne partie des associations projetées se réalise-
ront en dépit de la loi et constitueront des ména-
ges irréguliers avec tous les désavantages qu'ils
comportent pour la société.

Par tempérament adversaire de tous les cléri-
calismes, nous redoutons fort le cléricalisme
scientifique que l'on voudrait charger de prononc-
cer sur l'usage que deux êtres pourront ou ne
pourront pas faire de leur liberté individuelle.

Quant à l'institution d'un « délit de contamina-
tion », elle nous paraît également dangereuse, car
lorsqu'il s'agit de prostitution, l'homme sera toujours enclin à dénoncer sa complice, tandis que
la prostituée sera dans l'impossibilité de désigner
celui de ses clients qui l'aura infectée. Nous
redoutons des dispositions légales qui peuvent
aboutir à augmenter la situation d'infériorité à
laquelle, dans ce domaine, la femme n'est déjà
que trop rigoureusement condamnée.

2° Un second remède proposé est le retour à
la terre. On constate en effet que, dans le phénomène de dépopulation, les villes sont les gran-
des coupables ; les populations rurales, au contraire, maintiennent le taux de leur natalité moins
entamé par un genre de vie artificiel et par
les conséquences antihygiéniques qui en décou-
lent.

3° On préconise enfin certaines mesures pro-
pres à augmenter la natalité, en même temps que
la lutte serait menée énergiquement contre les
facteurs de mortalité. Il s'agirait, entre autres,

de favoriser les familles nombreuses ; certaines mesures fiscales pourraient y contribuer ; voici, par exemple, les idées émises par le D' Schlossmann, de Düsseldorf :

« Les impôts ne doivent pas être calculés d'après la fortune, mais d'après le nombre de personnes qui doivent vivre de cette fortune ; le père de famille ayant beaucoup d'enfants se trouverait ainsi presque exonéré d'impôt, tandis que les célibataires, les familles sans enfants ou de peu d'enfants auraient à subvenir pour une très grande part aux besoins de l'impôt ; pour ce qui concerne l'impôt direct, il serait facile de trouver de bons systèmes, mais il faut éviter les impôts indirects d'après le mode de capitation.

» Tous les employés à salaire fixe devraient être payés d'après les principes suivants :

» 1. Salaire de base — salaire en rapport avec l'emploi et calculé pour un célibataire.

» 2. Salaire de mariage — augmentation donnée à l'employé marié, calculée d'après le salaire de base.

» 3. Salaire d'enfants — augmentation donnée pour chaque enfant et calculée également d'après le salaire de base.

» Le loyer, la pension personnelle et la pension de la veuve doivent aussi être gradués.

» La question se complique pour les carrières libérales. Personne ne paiera sont portrait plus cher à un peintre parce que celui-ci a beaucoup d'enfants, et le malade opéré ne diminuera pas les honoraires du chirurgien parce que celui-ci est célibataire. Il faudrait que l'impôt se chargeât en pareil cas de l'éducation des enfants en accordant aux intéressés un certain subside.

» Il faut absolument faire quelque chose pour augmenter le nombre des enfants. Si entre 1885 et 1895 les familles avaient fourni plus d'enfants, nous aurions eu en août 1914 un million d'hommes de plus à mettre en campagne et nous aurions depuis longtemps la paix. »

Il faudrait abondamment éclairer les populations au sujet de la maternité et des questions qui s'y rattachent, telles que celle du néo-malthusianisme. Les associations féminines auraient ici un rôle important à jouer. Elles devraient aussi travailler à donner à la vie féminine une base économique plus stable. On se préoccupe en Allemagne avec raison de l'avenir de celles qui vont être condamnées au célibat par la disparition de tant de jeunes gens. Voici ce que leur disait l'automne dernier la *Kœlnische Zeitung* :

« La guerre qui nous a privés de la fleur de notre jeunesse a diminué pour beaucoup de jeunes filles les chances de mariage. Que faire ?

» Le bureau central pour les professions féminines, à Berlin, a convoqué une réunion publique dans la salle des fêtes de la Chambre de Prusse pour discuter ce problème. L'assistance fut extrêmement nombreuse et la conclusion des débats se peut ainsi résumer : « Choisissez une profession ! Cherchez à vous perfectionner autant que possible dans cette profession ! » Deux dames, les doctoresses Gertrude Bæumer et Liese Thurmann-Hermann, recommandèrent chaleureusement aux jeunes filles de ne pas se laisser déprimer par la pensée que les chances de se marier se trouvaient, pour elles, désormais réduites, car le bonheur, c'est de remplir son devoir, serait-ce en exerçant une profession... C'est seulement après la guerre qu'on verra si notre peuple est vraiment de force à « tenir ».

La préoccupation d'augmenter la natalité a suggéré des idées singulièrement subversives, entre autres celle de l'organisation d'une polygamie légale. Cette idée paraît avoir surgi simultanément en France et en Allemagne, à en juger du moins par un article de la *Berliner Zeitung am Mittag* intitulé « Für die Vielweiberei » et qui citait avec indignation un article du *Rappel,* de Paris, paru au mois d'avril dernier et suggérant cette méthode. Mais en Allemagne aussi on examine cette idée. Voici ce que nous lisons dans un ouvrage paru à Berlin en février dernier :

« On pourrait présenter le problème sous cette forme, par exemple : comment rendre légitime les enfants d'une femme qui vit seule ? Et la solution en serait : par une sorte de polygamie. Que ceci paraisse tout à fait normal en Orient ou chez les Mormons, nous le savons tous ; mais ce que l'on ignore malheureusement chez nous, c'est que cet état de choses n'a nullement créé des situations immorales.

» Dans notre milieu, des obstacles presque insurmontables s'opposeraient à l'introduction de ces mœurs inaccoutumées. La monogamie y a développé des racines trop profondes. En outre, vu les dépenses, il ne pourrait être question de polygamie que pour un nombre d'hommes fort restreint. Et ainsi l'introduction de cet ordre de choses nouveau ne pourrait offrir de sérieux avantages.

» Il serait plus difficile encore de faire admettre que des femmes veuves ou célibataires pussent — sous une sorte de surveillance de l'Etat — avoir, d'un homme désigné, des enfants qui seraient reconnus légitimes. »

Certaines communications personnelles nous confirment dans l'idée que le système de la polygamie légale fait son chemin dans bien des esprits.

Les événements actuels ont bouleversé la vie sociale jusque dans ses fondements. Tout, à cette heure, est remis en question : droit, morale, économique, la famille même. Jamais n'a été plus pressante la nécessité de rechercher les principes supérieurs qui doivent régir les vies individuelles et collectives et de leur rester inébranlablement attaché.